TÉRATOLOGIE VÉTÉRINAIRE

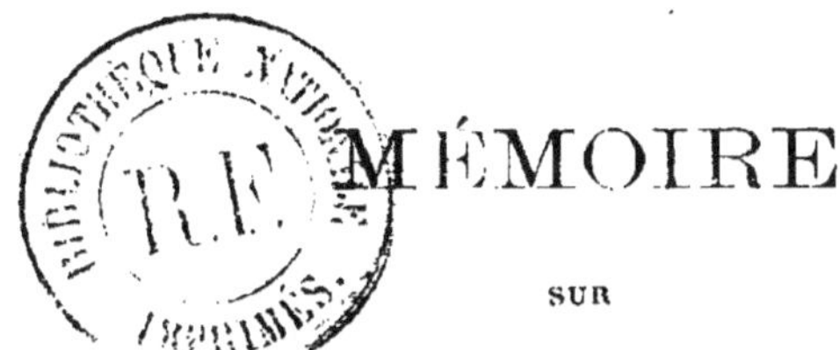

MÉMOIRE

SUR

L'ECTROMÉLIE QUADRUPLE

PAR

M. ARM. GOUBAUX

Professeur d'anatomie à l'École vétérinaire d'Alfort.

(Extrait des Archives de Tocologie)

ANNÉE 1879

PARIS

V. ADRIEN DELAHAYE et Cᴵᴱ, LIBRAIRES–EDITEURS

PLACE DE L'ÉCOLE-DE-MÉDECINE

1879

MÉMOIRE

SUR

L'ECTROMÉLIE QUADRUPLE

L'*ectromélie* ou la monstruosité qui consiste en un *avortement des membres* (de εχρόω, je fais avorter, et de μέλος, membre) appartient aux monstres unitaires, et à l'ordre des Autosites, de la classification d'Isidore Geoffroy-Saint-Hilaire.

Cette monstruosité n'est pas absolument rare; elle a été observée dans diverses espèces. Plusieurs auteurs en rapportent des exemples dans l'espèce humaine; j'ai eu aussi l'occasion d'en observer quelques-uns. Mais, ce n'est pas de l'ectromélie de l'espèce humaine que je me propose de traiter dans ce mémoire; je n'ai l'intention de m'y occuper que de ce qui a trait aux animaux domestiques. Ainsi limité, le sujet ressortit directement à mes études ordinaires, et devient exclusivement une question de tératologie vétérinaire, qui, si elle n'offre pas un aussi haut intérêt, n'en concourt pas moins à la notion exacte de l'anatomie spéciale de l'ectromélie, et par conséquent à éclairer la science générale de la tératologie.

Chez les animaux domestiques, l'ectromélie n'est pas un fait très-rare; cependant il faut constater qu'aucune statistique n'a été faite dans le but de savoir quel en est le degré de fréquence. Quand je dis qu'elle n'est point rare, je me base pour établir cette assertion sur ce fait, énoncé par Isidore Geoffroy-Saint-Hilaire, à savoir qu'on en connaît un très-grand nombre d'exemples chez le chien, et qu'elle a été observée aussi chez le chat, le cheval, le bouc et le veau (1).

Cette remarque a un caractère général : elle s'applique à l'espèce des animaux ; nous la compléterons tout à l'heure.

Tantôt cette monstruosité se fait remarquer seule, tantôt elle s'ajoute à une monstruosité plus grave. Ainsi, on peut observer un individu auquel un membre ou les deux membres thoraciques font défaut, c'est alors ce qu'on pourrait appeler une monstruosité essentielle ; d'autres fois, au contraire, elle complique une autre monstruosité, comme la célosomie ou la dérodymie, où l'on constate quelquefois aussi l'absence d'un ou de plusieurs membres.

Les tératologistes ont observé les faits dont je parle, et j'en ai observé moi-même aussi quelques-uns que je citerai à la fin de ce travail, dans le but seulement de faciliter les recherches pour l'étude de la tératologie vétérinaire.

L'ectromélie a des degrés ou des variétés, en ce sens qu'elle peut porter sur un ou sur plusieurs membres. Elle est appelée *uni-thoracique*, lorsqu'elle porte sur l'un des membres thoraciques ou antérieurs. Elle est plus rare, suivant Isidore Geoffroy-Saint-Hilaire, que celle qui est *bi-thoracique*, ou qui porte sur les deux membres antérieurs.

L'absence d'un membre abdominal est très-rare, et, d'après l'auteur que nous venons de citer, l'*ectromélie bi-abdominale* l'est moins. La première est à peine constatée ; la seconde l'a été sur plusieurs animaux, mais elle est beaucoup plus rare que l'ectromélie bi-thoracique.

Ces faits étaient intéressants à relever, mais, je le répète, comme ils ne résultent pas d'une statistique, il pourrait bien se faire, si l'on consultait plusieurs tératologistes à leur égard, que leurs conclusions ne fussent pas d'accord : les uns pourraient avoir observé plusieurs fois ce genre de monstruosité, les autres pourraient n'en avoir observé aucun exemple.

« Les cas où l'absence d'un membre thoracique, dit Isidore Geoffroy-Saint-Hilaire, coïncide avec celle de l'un des membres abdominaux ou de tous les deux, et surtout ceux où l'absence d'un membre

----

(1) Histoire générale et particulière des anomalies de l'organisation chez l'homme et les animaux. Paris, 1836. Voir t. II, p. 217 et 218.

abdominal coïncide avec celle des deux membres thoraciques, ne s'observent que très-rarement, leur existence est à peine constatée chez l'homme. *Au contraire, l'absence des quatre membres n'est pas rare. L'homme et le chien ont offert un assez grand nombre d'exemples de cette monstruosité, et on l'a aussi observée chez le cochon* (1). »

Certes, je suis loin, bien loin même d'avoir observé autant de monstruosités diverses qu'Isidore Geoffroy-Saint-Hilaire, mais son opinion ne me paraît pas entièrement justifiée par les faits qu'il cite. Et, comme c'est de ce sujet que je me propose de m'occuper dans le présent mémoire, il me paraît utile de reproduire ce qu'a dit cet auteur dans un renvoi qui est placé au bas d'une page.

« Plusieurs cas d'ectromélie quadruple, chez le chien, dit-il, me sont connus par mes propres observations et par des renseignements inédits, mais authentiques, que j'ai recueillis de diverses sources. »

De plus, il cite Vallisneri pour en avoir observé un fait chez le cochon. Or, voici ce que j'ai trouvé en me reportant à la citation (2) :

« J'ai vu cela sur un cochon qui manquait des quatre membres. On ne voyait apparaître que quatre petits moignons. Je les ai ouverts et observés avec soin et j'ai vu qu'ils contenaient en entier la jambe et le pied. »

Enfin, Isidore Geoffroy-Saint-Hilaire décrit le fait suivant d'ectromélie quadruple (3) :

« Le jeune chien monstrueux que je viens d'indiquer, et dont je dois la communication à M. Potiez, l'un des administrateurs du musée d'histoire naturelle de Douai, présente des conditions beaucoup plus curieuses, et rappelle par sa conformation l'enfant figuré par Reisel. Chez cet animal, d'ailleurs remarquable par la conformation à plusieurs égards vicieuse des organes génitaux, les quatre membres, et surtout les postérieurs, paraissent à l'extérieur manquer complétement ; mais le toucher suffit pour indiquer l'existence des épaules et de quelques os pelviens. Toutes ces parties sont d'ailleurs imparfaites. L'omoplate, formée par une lame osseuse d'une épaisseur considérable, est beaucoup plus courte que dans l'état normal ; son angle glénoïdien, en particulier, est presque complétement avorté,

---

(1) Ouvrage cité. T. II, p. 220.

(2) Opere fisico-mediche, etc., del Cavalier Antonio Vallisneri, in-folio, in Venezia, 1733, t. II, p. 210.

(3) Ouvrage cité, p. 232.

et ne présente aucune trace de cavité, mais seulement une très-petite facette ovale, légèrement convexe, qui ne s'articule avec aucun os. L'épine est très-peu saillante , mais l'acromion est bien développé et se prolonge beaucoup au delà de l'angle glénoïdien ; on sentait très-bien l'extrémité de cette apophyse au travers de la peau ; mais elle ne faisait pas saillie, et n'était indiquée que par une disposition particulière des poils. L'omoplate étant très-courte et l'épine très-peu saillante, les muscles de l'épaule, et surtout le sous et le sus-épineux, sont peu développés : tous se confondent à leur extrémité inférieure entre eux et avec les muscles qui, dans l'état normal, se portent du tronc vers l'humérus. » Telles sont les seules parties qui, de chaque côté, représentent le membre supérieur, réduit, comme on le voit, à un seul os et à quelques muscles imparfaits.

« L'état des membres inférieurs est très-analogue à celui des supérieurs, mais plus anormal encore. Le bassin n'est représenté, outre les vertèbres sacrées, toutes libres et mobiles les unes sur les autres, que par deux petits osselets triangulaires qui paraissent correspondre aux iléons, et qui, inarticulés entre eux, sont comme perdus au milieu des chairs. Aussi la région pelvienne est-elle entièrement déformée ; le corps se rétrécit peu à peu en arrière et se continue, sans ligne de démarcation, avec la queue, très-élargie à sa base. Ces modifications de la forme du tronc, qui coïncident généralement, soit dans l'état normal, soit chez les monstres, avec l'absence ou l'état très-imparfait du bassin, vont se présenter de nouveau à notre observation, mais beaucoup plus prononcées encore, et devenir même des conditions constantes dans un des genres de la famille suivante, celle des monstres syméliens : famille dont la liaison naturelle avec les monstres ectroméliens ne frappe pas l'esprit au premier abord, et peut, *à priori*, sembler douteuse, mais est établie d'une manière certaine par ce fait et plusieurs autres. »

Je tiens, comme je l'ai dit déjà, à mettre sous les yeux du lecteur tout ce qui se rapporte à l'objet de mes études, et j'ajoute que Gurlt, qui a publié un grand atlas dans lequel il a fait représenter les monstres, a donné seulement divers dessins sur les cas d'ectromélie, chez diverses espèces d'animaux domestiques, et n'a donné aucune figure se rattachant à l'ectromélie quadruple.

En conséquence de ce qui précède, je ne crois pas qu'on puisse me taxer d'exagération, si je dis des faits qui seront exposés dans ce mémoire, que, s'ils ne constituent pas des faits absolument nouveaux, ils seront du moins destinés à éclairer la question de l'ectromélie quadruple. Je n'ajouterai plus que quelques mots pour terminer ces considérations générales.

Les faits d'ectromélie doivent être bien distingués de ceux de l'amputation spontanée des membres, à la suite de la constriction opérée à leur surface et dans leur longueur par le cordon ombilical. Plusieurs auteurs ont appelé l'attention sur les différences que présentent ces faits, qui, en apparence seulement, peuvent paraître semblables. J'ai aussi, de mon côté, appelé l'attention des vétérinaires à cet égard, dans un mémoire que j'ai eu l'honneur de communiquer à la Société de Biologie dans le courant de l'année 1864.

Les deux monstres ectroméliens dont je vais faire connaître la conformation extérieure et les détails anatomiques étaient deux fœtus de l'espèce bovine : l'un était femelle, et l'autre était mâle. Outre la monstruosité principale dont ils constituaient, chacun en particulier, un remarquable exemple, ils présentaient tous les deux une anomalie très-grave dans la région de la face. Cette anomalie consistait en une *fissure des joues*, qui eût mis un obstacle complet à la vie des individus, en supposant même que la monstruosité ou l'ectromélie leur eût permis de vivre. Ce sont les faits principaux qu'il était nécessaire de bien mettre en relief avant de passer à la description spéciale de ces monstres.

Après avoir exposé chacune des observations, je reviendrai sur quelques détails qui leur sont communs.

PREMIÈRE OBSERVATION

Au mois de septembre 1877, M. Lecomte, de Bonnebosq, adressa à M. Reynal, directeur de l'École vétérinaire d'Alfort, un individu monstrueux de l'espèce bovine, qui fut ensuite remis au service d'anatomie.

Cet individu monstrueux présentait de telles particularités qu'il fut facile de reconnaître qu'il appartenait à la *première classe des monstruosités ou aux monstres unitaires, à l'ordre des autosites et au genre ectromélien.*

Le sujet n'est pas à terme ; il pèse 4 kilogrammes 350 grammes, et est du sexe féminin. Le corps est recouvert de poils blancs, mais une tache alezane s'étend sur le front et les oreilles. Quelques autres petites taches de cette dernière couleur se font aussi remarquer sur l'épaule gauche et sur les côtes gauches.

Ce qui frappe tout d'abord lorsqu'on examine l'individu (1), c'est

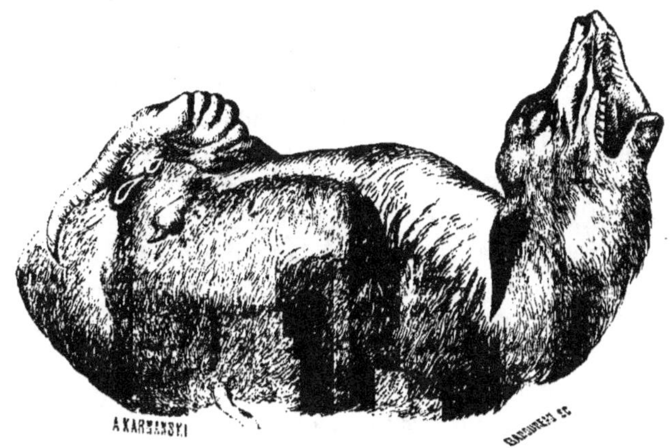

l'absence presque complète des quatre membres. Le ventre est un peu ballonné et présente sur sa face inférieure une portion du cordon ombilical.

Le cou est fortement étendu ou porté en arrière et en haut, et la tête est presque renversée sur la colonne dorso-lombaire.

Un examen des diverses régions du corps de l'individu monstrueux permettra de bien saisir les diverses particularités qu'on y observe. Voici cet examen

1° TÊTE

Ainsi qu'on l'a déjà vu, elle est fortement renversée en haut et en arrière, et de telle façon que la voûte palatine regarde en haut.

La mâchoire inférieure est avortée, car elle dépasse à peine par son extrémité libre la troisième dent molaire de la mâchoire supérieure.

Les *joues* sont incomplétement développées, ou plutôt il existe une *fissure des joues*. Il en résulte que les dents molaires supérieures sont tout à fait à découvert, et que la commissure des lèvres (c'est-à-dire ce qui y correspond) se trouve, de chaque côté, en arrière de la troisième molaire supérieure.

---

(1) Voir la planche représentant cet individu.

Les trois dents molaires de la mâchoire supérieure, à droite et à gauche, sont recouvertes par les gencives.

La partie moyenne de la mâchoire inférieure présente les deux pinces sorties à peu près de la moitié de la hauteur de leur partie libre. Les autres incisives sont recouvertes par la muqueuse.

La langue est courte, sa partie libre déborde de très-peu l'extrémité libre de la mâchoire inférieure ; aussi la voûte palatine est-elle complétement à découvert dans toute son étendue.

Les yeux, les oreilles, les naseaux et la voûte palatine sont normaux. Il n'y a pas de fissure palatine ni d'un côté ni de l'autre.

En somme, ce qu'il y a de remarquable dans la région de la tête : 1° c'est l'arrêt de développement ou la fissure des joues, d'où résulte que la bouche est largement ouverte, et que les molaires sont toutes visibles, bien que recouvertes encore par la membrane muqueuse ; 2° c'est le peu de développement de la langue et de la mâchoire inférieure, d'où résulte que la face palatine de la bouche est presque entièrement à découvert, si ce n'est tout à fait en arrière.

2° MEMBRES

A — *Membres antérieurs.*

1° *Du côté gauche*, on sent une petite pointe conique, autour de laquelle les poils tourbillonnent, à l'endroit où le membre devrait se détacher du tronc. Cette pointe paraît répondre au tiers inférieur du corps de l'humérus. On ne voit aucune cicatrice au sommet de la saillie conique dont il est question, et par conséquent se trouve écartée l'idée qu'il y aurait eu une amputation spontanée par la constriction qu'aurait opérée à sa surface le cordon ombilical.

Par l'exploration de ce membre, on reconnaît l'épaule. En arrière de cet os, il existe une petite saillie qui paraît résulter d'une déformation de la paroi thoracique dans la partie correspondante.

2° *Du côté droit*, à peu près au même niveau que du côté gauche, il existe aussi une légère saillie conique autour de laquelle les poils tourbillonnent, et dont l'interprétation est la même que pour le côté gauche.

Les deux membres antérieurs sont donc avortés dans une grande partie de leur longueur, et ne paraissent être représentés que par la région de l'épaule et une partie de celle du bras.

A l'extrémité postérieure du tronc, la queue se présente assez difforme; il semble qu'elle ait été tordue sur elle-même. Au-dessous d'elle, on voit un anus et une vulve.

La *poitrine* est courte d'avant en arrière ; ses parois latérales paraissent irrégulières.

Le *ventre* paraît s'étendre en arrière jusqu'au niveau de la vulve et de chaque côté d'elle. L'exploration ne permet pas de sentir le plancher du bassin, ni les coxaux qui paraissent manquer absolument.

B. — *Membres postérieurs.*

A droite et à gauche, à peu près sur une ligne transversale qui passerait au niveau de la commissure supérieure de la vulve, on trouve un prolongement cutané, d'une longueur de 3 à 4 centimètres (celui du côté gauche est plus long que celui du côté droit). Il est à noter aussi que le prolongement du côté droit est un peu plus rapproché de la vulve que celui du côté gauche.

Chacun de ces prolongements se termine par un sabot, peu volumineux, mais semblable, sous tous les rapports, à ceux qui terminent la région digitée chez les animaux de la même espèce.

Par l'exploration de chacun de ces prolongements, on reconnaît qu'ils sont cutanés, qu'ils ne renferment dans leur épaisseur, aucun corps résistant, aucun os, et qu'ils ne paraissent avoir aucune connexion directe avec le squelette. En définitive, ces prolongements ne paraissent être que des dépendances de la paroi inférieure de la cavité abdominale.

Après avoir pris note des diverses particularités dont je viens de rendre compte, j'ai ouvert les cavités splanchniques.

Dans la *cavité abdominale*, je n'ai eu à noter rien de particulier, les estomacs, les intestins, le foie, la rate, les reins, le pancréas, m'ont paru normaux.

Tout à fait en arrière, j'ai trouvé le rectum, la vessie, la matrice, le vagin, mais ils n'étaient pas contenus dans une cavité pelvienne comme à l'ordinaire ; les parois de la cavité qui les renfermait étaient formées en haut par le sacrum et partout ailleurs par la continuation des parois inférieures de l'abdomen.

Dans la *cavité thoracique*, les poumons, le cœur et le thymus ne m'ont offert rien de notable.

J'en étais là de la dissection de ce monstre lorsque je le mis dans l'eau dans le but de le faire dégorger, avant de continuer l'étude des diverses parties qu'il me restait à faire. Je le perdis un peu de vue à cause de mes occupations, et il fut emporté avec les débris cadavériques du service d'anatomie, par l'équarrisseur. Cette perte me fut très-regrettable, car elle laissait ma description incomplète, qui, dès lors, s'applique, à peu près exclusivement, à l'examen extérieur de l'individu ectromélien.

En résumé le sujet de cette observation est caractérisé :

1° Par la difformité de la tête, qui est la conséquence de la fissure des joues ;

2° Par l'absence de la plus grande partie des deux membres antérieurs ;

3° Par le rudiment des deux membres postérieurs qui sont ou paraissent être des dépendances de la peau ;

4° Par l'absence du plancher du bassin.

Ce sont là les faits principaux qui ont été notés dans l'examen de la conformation extérieure du sujet monstrueux.

J'aurais peut être gardé dans mes notes, et je n'aurais, très-probablement, jamais publié l'observation précédente, si une nouvelle occasion d'étudier cette monstruosité ne s'était présentée à moi.

DEUXIÈME OBSERVATION

M. Orillard, vétérinaire à Châtelleraut, a adressé à l'Ecole d'Alfort un veau monstrueux qu'il venait de recueillir dans sa clientèle (1) ; j'en ai fait l'examen et la dissection le 12 janvier 1879.

Le sujet que venait de recueillir mon confrère était à peu près semblable à celui que j'avais étudié dans le courant du mois de septembre 1877, et son étude devait par cela même m'intéresser beaucoup

---

(1) J'ai écrit à M. Orillard pour lui demander des renseignements sur ce sujet monstrueux, et voici ceux qu'il m'a adressés dans sa lettre datée du 23 janvier 1879 :

1° Le sujet monstrueux a été trouvé dans la matrice d'une vache qui a été abattue pour la consommation ;

2° C'était une vieille vache de race Parthenaise ;

3° Cette vache avait été achetée pleine, prête à vêler, à l'automne de 1876. Elle vêla bien et son produit fut livré à la boucherie.

puisque la description de ce dernier devait en quelque sorte compléter celle du premier.

Voyons d'abord quels sont les caractères extérieurs du sujet monstrueux.

CARACTÈRES EXTÉRIEURS

Le sujet pèse 2 kilog. 280 grammes. Il n'est pas à terme. Son corps est couvert de poils très-fins et assez rares.

1° *Tête*. Elle est fortement portée en haut et en arrière, dans le plus grand état possible d'extension.

En avant la bouche paraît très-largement ouverte, comme si on avait, après avoir fendu les joues dans toute leur longueur, essayé de désarticuler la mâchoire inférieure en l'écartant de la mâchoire supérieure. Partout, autour de la bouche, la peau s'arrête nettement et brusquement et se continue avec la membrane muqueuse. Il y a donc une *double fissure de la joue*.

Dans cet état de l'écartement des deux mâchoires, on voit en haut la voûte palatine qui porte une *double fissure*, séparée sur la ligne médiane par le vomer; elle commence, en avant, au niveau de chacun des os incisifs ou des petits sus-maxillaires, et s'étend en arrière jusqu'au pharynx.

En bas, on voit la langue, et de chaque côté les trois dents molaires. En avant, et au-dessous de la partie libre de la langue, se trouvent la portion moyenne de la mâchoire inférieure et les dents incisives, celles-ci sont encore tout à fait recouvertes par la muqueuse.

Les yeux, les oreilles, la face antérieure de la tête, ne présentent rien de particulier.

· On la fit saillir, mais ce fut longtemps inutilement, car la saillie fut répétée peut-être 50 fois. La dernière saillie eut lieu vers la fin de mai 1878. On ne la croyait pas pleine, et le propriétaire voyant le lait se tarir, fit engraisser la vache et la livra à la boucherie.

4° Quant au taureau, on n'a sur lui aucun renseignement. Il est probable que, comme tous ceux qu'on emploie dans le pays, il est de race Parthenaise, jeune ou même trop jeune, car on les emploie souvent avant l'âge d'un an, et on les fait bistourner après une saison de saillie.

En somme, ces renseignements sont intéressants, mais n'éclairent en aucune façon la question de savoir si la vache ou le taureau avait déjà donné des sujets Ectroméliens. Je n'en remercie pas moins très-vivement mon honorable confrère, M. Orillard.

La position de la tête est un fait tout à fait remarquable, car, par suite de l'extension forcée dans laquelle elle se trouve placée, sa face antérieure répond presque à la partie.la plus postérieure de la face supérieure du tronc.

2° La *colonne vertébrale* est complète, mais elle est très-fortement incurvée en arc, à concavité supérieure, surtout dans sa portion cervicale, ainsi qu'on l'a vu déjà par la situation de la tête.

La *queue*, assez courte, est contournée en S de haut en bas. Immédiatement au-dessous d'elle, on voit un orifice qui est l'anus.

3° *Poitrine*. La conformation paraît régulière ou normale, mais elle paraît courte dans le sens antéro-postérieur. Elle ne porte pas de membre antérieur, ni d'un côté ni de l'autre.

Sur chacun de ses côtés, et à la hauteur du point qui devrait correspondre à l'angle scapulo-huméral, il y a un bouquet de poils, en forme de pinceau, tandis que dans les parties environnantes les poils sont très-courts et assez rares.

Par l'exploration, on ne sent pas non plus, sur chacune des parois thoraciques, ni épaule ni bras.

4° Le *ventre* forme un sac assez développé, situé en arrière de la cavité thoracique, étendu en arrière jusqu'au-dessous de l'anus.

Par l'exploration, on sent, en haut, les vertèbres lombaires, mais on ne sent pas les coxaux et il n'y a aucun vestige des membres postérieurs ou abdominaux.

A l'endroit où devraient se dégager les deux membres postérieurs, on voit, de chaque côté, un pinceau de poils, comme à la partie correspondante pour les deux membres antérieurs, seulement ils sont ici un peu plus forts et un peu plus longs.

Sur la ligne médiane et à la face inférieure du ventre, on voit le cordon ombilical, et plus loin, en arrière, l'ouverture du fourreau. Le sujet monstrueux était du sexe mâle.

ANATOMIE.

Après avoir terminé ces examens relatifs à la conformation extérieure du sujet monstrueux, j'ai ouvert les cavités splanchniques, et voici ce que j'ai observé :

Cavité abdominale. — L'estomac, le foie, la rate, le pancréas, les reins et les intestins n'ont rien présenté d'anormal.

Les testicules étaient flottants à l'entrée de la cavité pelvienne et la queue de l'épididyme était rapprochée de l'orifice supérieur du trajet inguinal ou de l'anneau inguinal interne.

La vessie, les canaux déférents, etc., étaient normaux.

Le diaphragme était normal.

Cavité thoracique. — Les poumons sont ceux d'un fœtus ou d'un animal qui n'a pas respiré. Le cœur ne présente rien de notable.

Le thymus est très-développé et, comme à l'ordinaire, remonte en dehors de la cavité thoracique jusqu'au pharynx.

Recherche des membres antérieurs. — Sur chacun des côtés de la poitrine, après avoir enlevé la peau, j'ai trouvé, sur la face externe des premières côtes, des faisceaux musculaires qui représentaient les muscles de la région pectorale ou axillaire, le muscle grand dorsal, mais rien autre chose de bien caractérisé qui pût être rapporté aux autres muscles.

J'ai trouvé le nerf respirateur externe de Charles Bell ou le nerf du muscle grand dentelé de l'épaule, mais je n'en ai vu aucun autre. Du reste, la dissection était très-difficile à cause de la mollesse des parties.

D'abord, je n'avais trouvé aucun vestige des os des membres antérieurs, mais en poursuivant minutieusement la dissection dans la région du garrot, j'ai trouvé, à droite et à gauche, une petite plaque de nature cartilagineuse, étendue d'avant en arrière, qui, assurément, représentait le cartilage de prolongement du scapulum. Cette pièce était noyée au milieu de parties musculaires, que je n'ai pas déterminées, mais dont il est facile de dire à quels muscles elles appartenaient. C'était là le seul représentant de chacun des membres antérieurs.

Recherche des membres postérieurs. — Je n'ai trouvé aucun vertige des coxaux ni des autres os de chacun des membres postérieurs.

Il restait encore à voir quelques détails relatifs au squelette de ce sujet monstrueux. Dans ce but j'ai plongé le reste du cadavre dans l'eau pour le faire dégorger, et j'ai ensuite examiné les choses principales du thorax et de la colonne vertébrale.

Thorax. — Les côtes sont au nombre normal de treize dans chacune des parois thoraciques, mais elles ne sont pas régulières : elles sont écartées ou rapprochées les unes des autres en raison des courbures que décrit la colonne vertébrale dans la région dorsale, et plusieurs sont soudées les unes aux autres par leurs bords correspondants. Il en résulte que la poitrine forme une sorte de boîte, courte dans le sens antéro-postérieur, dont les espaces intercostaux ont plus ou moins disparu. Il suffit d'indiquer ces diverses particularités d'une manière générale.

Colonne vertébrale. — Lorsqu'on place la tête sur un plan horizontal, sur une table, comme si le sujet monstrueux était debout, les régions dorsale, lombaire et sacrée reposent sur la face antérieure de la tête, et la queue répond à la partie droite de la face, vers la partie moyenne de sa longueur.

En examinant la direction de la colonne vertébrale, on reconnaît que, à partir de l'extrémité postérieure du cou ou de l'encolure, la tige dorsale se contourne fortement en bas d'abord de gauche à droite, puis de droite à gauche. Dans la région lombaire, une nouvelle inflexion a lieu de gauche à droite et de bas en haut. Quant à la région coccygienne, j'ai déjà dit que sa direction est irrégulière, et qu'elle décrit une courbe en S de haut en bas.

Il résulte de la courbure de la colonne vertébrale que la face supérieure ou spinale du dos recouvre tout à fait la face supérieure de l'encolure, et que les dernières régions du rachis recouvrent la tête. Cela rappelle assez exactement la position que prennent les clowns qui se renversent d'arrière en avant, de telle sorte qu'ils viennent placer leurs pieds en avant de leurs mains appuyées sur le sol, alors qu'ils ont la tête en bas.

Il eût été d'un grand intérêt de disséquer avec soin le système nerveux et le système vasculaire ; cette dissection eût rendu plus complète la description anatomique du sujet monstrueux de ma seconde observation. Malheureusement je ne l'ai pas faite, et j'ai eu deux raisons pour ne pas la faire : la première, c'est que je désirais conserver le squelette pour la collection tératologique de l'Ecole d'Alfort, que je cherche à augmenter le plus possible ; enfin, la seconde, c'est que les tissus étaient extrêmement mous, et que je n'aurais pu que très-difficilement parvenir à disséquer les nerfs et les vaisseaux dans toutes leurs divisions. C'est pour la première raison indiquée plus haut que j'ai renoncé à examiner l'état de la moelle épinière. Et cependant, j'en avais le plus grand désir afin de voir si je rencontrerais les mêmes faits qui ont été signalés à l'occasion de l'ectromélie par Isidore Geoffroy-Saint-Hilaire.

Cet illustre tératologiste a signalé, en effet (1), d'après Serres, que « la moëlle épinière, toujours sans renflement, et souvent même grêle (d'après Tiedermann et Gurlt) vers sa terminaison, si les membres abdominaux manquent, comme elle l'est toujours aussi dans sa région cervicale, si c'est sur les membres thoraciques que porte l'atrophie. Les notions les plus élémentaires sur la physiologie du système nerveux suffisent pour faire comprendre l'influence que peut exercer sur l'appareil générateur l'absence du renflement spinal inférieur; renflement dont le développement graduel est, d'après les recherches de M. Serres, dans un rapport si intime avec la disposition de la fin de la moëlle épinière, de la queue de cheval, et par suite de tous les nerfs pelviens. »

C'est un examen que j'aurai peut-être l'occasion de faire ultérieurement, et je n'y manquerai pas si l'occasion se présente à moi de nouveau de disséquer un ectromélien quadruple.

Tératogénie spéciale de l'ectromélie.

M. Camille Dareste a publié un livre très-remarquable qui a pour titre : *Recherches sur la production artificielle des monstruosités ou essais de tératologie expérimentale :* je ne pouvais manquer de le consulter pour savoir quelle est la cause de l'ectromélie. Voici ce que je trouve, à la page 267 de ce livre (2).

Après avoir défini les monstres ectroméliens, M. Camille Dareste dit que l'ectromélie est très-fréquente associée à la célosomie, que l'association de ces deux monstruosités indique parfaitement leur origine; et que l'arrêt de développement de l'amnios qui existe nécessairement avec la célosomie est aussi une condition primitive de l'ectromélie. « *C'est la compression exercée par l'amnios, dit-il, qui empêche la formation ou le développement des bourgeons qui deviendront les membres. J'ai pu m'en assurer dans beaucoup de cas.* »

Cette explication est d'une clarté et d'une simplicité remarquables Ainsi, d'après M. Camille Dareste, si la compression exercée par l'amnios a lieu à l'endroit où existe un bourgeon qui doit devenir un

---

(1) Ouvrage cité, p. 232.
(2) In-8 avec planches. Paris, 1877.

membre, ce membre ne se développe pas ; si elle a lieu sur deux, sur trois, sur quatre bourgeons qui doivent devenir des membres, ces membres ne se développent pas. Cette conclusion résulte bien évidente des observations de M. Camille Dareste.

Mais, n'y aurait-il pas, dans quelques cas au moins, autre chose qu'une compression exercée par l'amnios qui empêcherait la formation ou le développement des bourgeons qui deviendraient des membres? Le souvenir des faits contenus dans le livre d'Isidore Geoffroy-Saint-Hilaire me porte à examiner cette question en particulier, et avec tous les détails qu'elle comporte.

Pour arriver au but, il est nécessaire de mettre sous les yeux du lecteur les observations qui ont été faites touchant la question de savoir si l'ectromélie est une monstruosité transmissible par génération.

Je laisse parler M. Isidore Geoffroy Saint-Hilaire (1).

« Je possède dès à présent, dit-il, un cas authentique de ce genre chez le chien ayant eu à ma disposition une femelle et son petit (2), *tous deux affectés d'ectromélie bi-thoracique* et entièrement semblables l'un à l'autre. Cette femelle avait eu plusieurs autres petits dont quelques-uns au moins, si ce n'est tous, étaient aussi ectromèles.

« Je connais aussi des cas dans lesquels plusieurs chiens ectromèles sont nés ensemble d'une normale : il en était ainsi, par exemple d'un chien privé des quatres membres, dont j'ai donné plus haut la description (3). La mère de cet ectromèle très-vieille et ayant mis bas un grand nombre de fois, fit successivement deux portées, l'une en 1830, composée de quatre individus normaux et d'un cinquième monstrueux, l'autre en 1831, de trois individus tous monstrueux et semblables à celui de la précédente portée.

« Un autre cas, analogue à plusieurs égards, mais plus remarquable encore, a été recueilli beaucoup plus anciennement par Aucante (4) Une chienne fit successivement en quatre années quatre portées com-

---

(1) Ouvrage cité, t. II, p. 233.

(2) Voyez page 223. « La chienne Ectromèle de Péret avait au contraire donné naissance à des petits bien conformés; voyez page 217, note 2. Enfin on m'a assuré que le bouc à trois pieds dont j'ai parlé plus haut (p. 224 avait donné des produits complètement normaux. »

(3) Voir page 225.

(4) Loco citato. « Geoffroy, loc. cit., a aussi fait connaître un cas analogue, mais beaucoup moins remarquable. »

posées, en partie d'individus normaux, en partie d'individus privés de membres antérieurs et affectés de bec-de-lièvre. Ainsi dans la première portée se trouvaient quatre individus normaux et deux monstrueux; dans la seconde, un normal et quatre monstrueux; dans la quatrième enfin, un normal et trois monstrueux. »

Les faits contenus dans les citations précédentes ne s'appliquent certainement pas aux faits d'ectromélie quadruple; j'ai à peine besoin de le faire remarquer. Il est clair en effet, que les individus monstrueux que j'ai décrits n'étaient pas dans les conditions de viabilité, et sans parler de la monstruosité en elle-même, qui est un état des plus graves pour un animal quadrupède, l'anomalie de la région de la face, c'est-à-dire la double fissure des joues, était suffisante pour s'opposer à leur existence propre.

Une autre raison m'a conduit à relever ces faits, ainsi qu'on va le voir.

Un accouplement fécond qui a eu lieu entre des individus ectroméliens a pour conséquence une génération de petits ou normaux ou ectroméliens. Voilà ce que plusieurs observations ont permis de reconnaître.

Or, en ce qui concerne les individus monstrueux qui ont été rencontrés au milieu d'individus bien conformés ou normaux, faut-il admettre que, pour les premiers, la monstruosité résulte comme le dit M. Camille Dareste, « de la compression exercée par l'amnios, qui « empêche la formation ou le développement des bourgeons qui de- « viendront les membres ? »

Si le fait annoncé par M. Dareste, que je me suis empressé de faire connaître tout d'abord, m'a paru très-intéressant et très-concluant pour expliquer l'ectromélie d'une manière générale, j'avoue qu'il s'élève dans mon esprit un doute sur sa constance, lorsque je veux l'appliquer à l'explication des faits d'ectromélie dont il est maintenant question.

L'éctromélie est bien évidemment héréditaire, dans une certaine limite, puisque tous les individus d'une même portée ne sont pas monstrueux, bien que dans quelques cas elle se soit fait remarquer chez le plus grand nombre des individus qui la composaient. Mais cette hérédité est-elle la conséquence de la compression de l'amnios sur les bourgeons qui doivent devenir les membres ? Je n'en sais rien, mais il me semble que ce serait bien singulier ou bien extraordinaire. En effet, cette compression exercée par l'amnios, qui peut la produire?

est-ce le résultat d'une cause extérieure? est-ce le résultat d'un défaut de développement de l'amnios?

Je l'ignore, mais si cette compression de l'amnios est la conséquence d'une cause physique, extérieure, qui aurait eu pour effet de
produire l'avortement d'un ou de plusieurs membres chez des individus isolés: l'un mâle et l'autre femelle, comment se ferait-il que cette
cause pût encore exister sur les fœtus qui se développent à la suite de
l'accouplement fécond de ces deux individus, et que ces descendants
fussent, par ce fait ou par la non-existence de ce fait, les uns monstrueux et les autres normaux? C'est là ce que je ne puis comprendre,
et ce sur quoi je serais très-heureux de connaître l'opinion de
M. Camille Dareste.

Résumé.

L'ectromélie quadruple est une monstruosité rare chez les animaux
domestiques.

Vallisneri en a vu un exemple chez le porc; Isidore Geoffroy-Saint-
Hilaire en a observé plusieurs exemples chez le chien.

J'en ai décrit dans ce mémoire deux exemples chez l'espèce bovine.

Dans les deux cas que j'ai observés, la monstruosité était compli-
quée d'une anomalie grave de la face : la fissure des deux joues.

J'ai réuni dans ce travail tous les exemples que j'ai pu connaître de
l'ectromélie quadruple.

Ce mémoire contient la description de la conformation extérieure
et celle de l'anatomie des deux individus que j'ai observés.

Enfin, ce mémoire se termine par un examen de la tératogénie
spéciale de l'ectromélie en général, d'après les recherches très-intéres-
santes de M. Camille Dareste.

Il résulte de l'exposé des faits que si l'ectromélie résulte, en prin-
cipe, de la compression exercée par l'amnios sur le ou les bourgeons
qui deviendront les membres, et les empêche de se développer, il
n'en est pas moins démontré par un assez grand nombre d'observations que l'ectromélie est une monstruosité héréditaire ou transmissible par génération.

Alfort, le 19 janvier 1879.

P.-S. — Avant ce mémoire, j'ai publié sur les monstres ectroméliens les travaux suivants:

1º Un cas d'ectromélie unithoracique chez un veau célosomien, (Recueil de médecine vétérinaire. Année 1843, page 609.)

2º De l'ectromélie et de l'amputation spontanée des membres chez les animaux domestiques. Ce travail renferme une observation d'ectromélie bithoracique. (Mémoire de la Société de Biologie. Année 1864, page 119.)

3º Monstre ectromélien uni-thoracique à droite. Observation recueillie sur un cheval. (Académie des Sciences. Séance du 29 octobre 1866.)

4º Mémoire sur un veau monstrueux du genre dérodyme. Sur l'axe de fusion, deux membres antérieurs étaient représentés seulement par les cartilages de prolongement des os des épaules. (Archives de Tocologie. Année 1878. Tirage à part. Brochure de 15 pages).

Paris. — Typ. de A. Parent, rue Monsieur-le-Prince, 31.

www.ingramcontent.com/pod-product-compliance
Lightning Source LLC
LaVergne TN
LVHW011503170726
843501LV00009B/3571